BEI GRIN MACHT SICH IHR WISSEN BEZAHLT

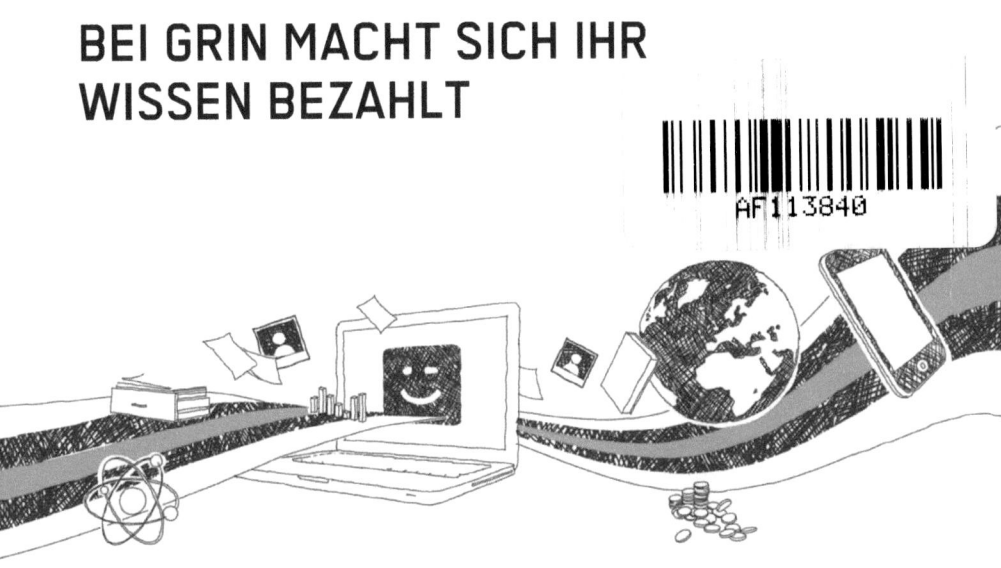

- Wir veröffentlichen Ihre Hausarbeit, Bachelor- und Masterarbeit

- Ihr eigenes eBook und Buch - weltweit in allen wichtigen Shops

- Verdienen Sie an jedem Verkauf

Jetzt bei www.GRIN.com hochladen und kostenlos publizieren

Bibliografische Information der Deutschen Nationalbibliothek:

Die Deutsche Bibliothek verzeichnet diese Publikation in der Deutschen Nationalbibliografie; detaillierte bibliografische Daten sind im Internet über http://dnb.d-nb.de/ abrufbar.

Dieses Werk sowie alle darin enthaltenen einzelnen Beiträge und Abbildungen sind urheberrechtlich geschützt. Jede Verwertung, die nicht ausdrücklich vom Urheberrechtsschutz zugelassen ist, bedarf der vorherigen Zustimmung des Verlages. Das gilt insbesondere für Vervielfältigungen, Bearbeitungen, Übersetzungen, Mikroverfilmungen, Auswertungen durch Datenbanken und für die Einspeicherung und Verarbeitung in elektronische Systeme. Alle Rechte, auch die des auszugsweisen Nachdrucks, der fotomechanischen Wiedergabe (einschließlich Mikrokopie) sowie der Auswertung durch Datenbanken oder ähnliche Einrichtungen, vorbehalten.

Impressum:

Copyright © 2018 GRIN Verlag
Druck und Bindung: Books on Demand GmbH, Norderstedt Germany
ISBN: 9783346118585

Dieses Buch bei GRIN:

https://www.grin.com/document/518491

Saskia Ziegler

Betriebliches Gesundheitsmanagement. Fragebogenerstellung zur Erfassung spezifischer gesundheitlicher Probleme für ein Unternehmen

GRIN Verlag

GRIN - Your knowledge has value

Der GRIN Verlag publiziert seit 1998 wissenschaftliche Arbeiten von Studenten, Hochschullehrern und anderen Akademikern als eBook und gedrucktes Buch. Die Verlagswebsite www.grin.com ist die ideale Plattform zur Veröffentlichung von Hausarbeiten, Abschlussarbeiten, wissenschaftlichen Aufsätzen, Dissertationen und Fachbüchern.

Besuchen Sie uns im Internet:

http://www.grin.com/

http://www.facebook.com/grincom

http://www.twitter.com/grin_com

Deutsche Hochschule für
Prävention und Gesundheitsmanagement
Hermann Neuberger Sportschule 3
66123 Saarbrücken

Einsendeaufgabe

Fachmodul:	Betriebliches Gesundheitsmanagement 1
Studiengang:	Master Prävention und Gesundheitsmanagement
Datum Präsenzphase:	04.07-06.07.2018
Name, Vorname:	Ziegler, Saskia
Studienort:	Saarbrücken
Semester:	WS 2017

Inhaltsverzeichnis

1 EINLEITUNG 3

2 FRAGEBOGENENTWICKLUNG 3

2.1 Darstellung Fragebogen 3

2.2 Aufbau und Skalierung 8

2.3 Ziele 10

3 AUSWERTUNG MITARBEITERBEFRAGUNG 10

4 ABLEITUNG VON HANDLUNGSSCHWERPUNKTEN 19

5 PROBLEME DER FELDFORSCHUNG UND DES DATENSCHUTZES 22

5.1 Probleme der Feldforschung bei Befragungen im BGM 22

5.2 Probleme des Datenschutzes bei Befragungen 23

6 LITERATURVERZEICHNIS 25

7 ABBILDUNGS- UND TABELLENVERZEICHNIS 26

7.1 Abbildungsverzeichnis 26

7.2 Tabellenverzeichnis 26

1 Einleitung

Im Rahmen dieser Einsendeaufgabe wird ein Fragebogen zur Erfassung spezifischer gesundheitlicher Probleme und Belastungen erstellt, sodass nach Auswertung der Ergebnisse Handlungsschwerpunkte für das betreffende Unternehmen abgeleitet werden können. Die Mitarbeiterbefragung wird in dem Gesundheitszentrum „Xy", bestehend aus insgesamt einer orthopädischen Arztpraxis, zwei Physiotherapien und zwei gesundheitssportlichen Trainingsbereichen durchgeführt. Insgesamt sind 52 Mitarbeiter an zwei Standorten im Oberbergischen Kreis beschäftigt.

2 Fragebogenentwicklung

2.1 Darstellung Fragebogen

Mitarbeiterbefragung

Danke, dass Sie an dieser Befragung teilnehmen. Sie dient dazu, gesundheitliche Probleme in Ihrem Arbeitsalltag aufzudecken. Dabei ist Ihre persönliche Meinung/ Einschätzung gefragt. Bitte lassen Sie keine Antwort aus. Ihre Angaben werden vertraulich behandelt und eine anonymisierte Auswertung vollzogen.

Folgende Kodierung stellt die Anonymität sicher:

- ☐ Zweiter Buchstabe Ihres Nachnamens
- ☐ Erster Buchstabe des Vornamens Ihrer Mutter
- ☐ Ihr Geburtsmonat in Zahlen (z. B. 09)
- ☐ Zweiter Buchstabe Ihres Geburtsortes

Mitarbeiterbefragung

Gesundheitliche Situation

GS1. Wie beurteilen Sie Ihren allgemeinen Gesundheitszustand?

☐ sehr gut (1) ☐ zufriedenstellend (3) ☐ schlecht (5)
☐ gut (2) ☐ weniger gut (4)

GS2. Wie stark achten Sie im Allgemeinen auf Ihre Gesundheit?

☐ stark (1) ☐ eher wenig (3)
☐ mittelmäßig (2)

GS3. Wie lange waren Sie in den letzten 12 Monaten krankgeschrieben?

☐ gar nicht (1) ☐ 3 bis 4 Wochen (4)
☐ weniger als 1 Woche (2) ☐ mehr als 4 Wochen (5)
☐ 1 bis 2 Wochen (3) ☐ ich weiß nicht mehr genau (6)

Belastungen hinsichtlich physikalischer Gefährdungen und Umweltbedingungen

PG1. Sind die Maschinen/ Geräte an denen Sie arbeiten in einem guten Zustand z.B. Liege/ therapeutische Geräte?

☐ i. d. R. ja (1) ☐ nur teilweise (3) ☐ nein, überhaupt nicht (5)
☐ ja, überwiegend (2) ☐ nein, häufig nicht (4)

PG2. Ist die Höhe der Geräte, die Sie nutzen körpergerecht einstellbar?

☐ ja (1) ☐ trifft für mich nicht zu (3)
☐ nein (2)

PG3. Benutzen Sie Materialien zur Hilfestellung wie z.B. eine Fußstütze o. Ähnliches?

☐ ja (1) ☐ nein, nicht notwendig (3)
☐ nein, weil keine vorhanden (2) ☐ nein, aber einen Ersatz (4)

PG4. Sind Sie mit Ihrem Arbeitsstuhl/ Sitz zufrieden?

☐ ja (1) ☐ trifft für mich nicht zu (3)
☐ nein (2)

Mitarbeiterbefragung

PG5. Wenn Sie am Bildschirm arbeiten, wie viele Stunden täglich?
- [ ] bis 4 (1)
- [ ] über 6 (3)
- [ ] bis 6 (2)

PG6. Ist Ihr Bildschirm ca. 50-60cm von Ihren Augen entfernt?
- [ ] ja (1)
- [ ] nein (2)

Belastungen in der Arbeitswelt hinsichtlich der Arbeitsorganisation

AO1. Sind Sie der Meinung, dass der Arbeitsablauf/ die Arbeitsorganisation in Ihrem Betrieb effektiv ist?
- [ ] ja (1)
- [ ] nein (3)
- [ ] weiß nicht (2)

AO2. Wird von Ihnen Verantwortungsübernahme erwartet?
- [ ] ja (1)
- [ ] nein (3)
- [ ] manchmal (2)

AO3. Wie oft leisten Sie Überstunden?
- [ ] regelmäßig (1)
- [ ] nie (3)
- [ ] gelegentlich (2)

AO4. Sind Sie mit der Pausenregelung zufrieden?
- [ ] ja (1)
- [ ] nein (2)

wenn nein, warum nicht?
- [ ] Pause zu kurz (1)
- [ ] Pausenraum zu weit weg (1)
- [ ] ungünstige Pausenzeiten (1)
- [ ] keine angem. Räumlichkeit vorhanden (1)

Mitarbeiterbefragung

Belastungen in der Arbeitswelt hinsichtlich körperlicher Belastungen

KB1. Fühlen Sie sich durch folgende Faktoren am Arbeitsplatz belastet?

	stark (1)	etwas (2)	gar nicht (3)	trifft bei mir nicht zu (4)
Ständiges Sitzen	☐	☐	☐	☐
Ständiges Stehen	☐	☐	☐	☐
Gebückte Haltung/Bücken	☐	☐	☐	☐
Ununterbrochen gleiche Bewegungen	☐	☐	☐	☐

Belastungen in der Arbeitswelt hinsichtlich psychischer Belastungen

PB1. Wie beurteilen Sie das Betriebsklima in Ihrer Abteilung?

- ☐ sehr gut (1)   ☐ durchschnittlich (3)   ☐ sehr schlecht (5)
- ☐ gut (2)   ☐ schlecht (4)

PB2. Wie arbeiten Kollegen Ihrer Abteilung mit Ihnen zusammen?

- ☐ sehr gut (1)   ☐ durchschnittlich (3)   ☐ sehr schlecht (5)
- ☐ gut (2)   ☐ schlecht (4)

PB3. Haben Sie Angst bei der Arbeit Fehler zu machen?

- ☐ sehr häufig (1)   ☐ manchmal (3)   ☐ sehr selten (5)
- ☐ häufig (2)   ☐ selten (4)

PB4. Fühlen Sie sich durch folgende Faktoren am Arbeitsplatz belastet?

	stark (1)	etwas (2)	gar nicht (3)	trifft nicht zu (4)
Termin-/Leistungsdruck	☐	☐	☐	☐
Hohes Arbeitstempo	☐	☐	☐	☐
Zu enge Vorschriften/ zu wenig Handlungsspielräume	☐	☐	☐	☐
ungünstige Arbeitszeiten	☐	☐	☐	☐
Zahl der Überstunden	☐	☐	☐	☐

(weitere Faktoren s. nächste Seite)

Mitarbeiterbefragung

	stark (1)	etwas (2)	gar nicht (3)	trifft nicht zu (4)
Eintönige Arbeit	☐	☐	☐	☐
Hohe Verantwortung	☐	☐	☐	☐
Schlechte Zusammenarbeit zwischen meiner und anderen Abteilungen	☐	☐	☐	☐

Personenmerkmale

PM1. Geschlecht:
☐ männlich (1)
☐ weiblich (2)

PM2. Alter:
☐ 18 bis 34 Jahre (1)
☐ 35 bis 65 Jahre (2)

PM3. In welcher Abteilung arbeiten Sie?
☐ Arztpraxis (1)   ☐ Trainingsbetreuung (3)
☐ Physiotherapie (2) ☐ Verwaltung (3)

Vielen Dank fürs Mitmachen ☺

Abbildung 1: Fragebogen zur Erfassung spezifischer Belastungen im Betrieb „Xy"

2.2 Aufbau und Skalierung

Da bei wissenschaftlichen Untersuchungen die drei Gütekriterien Objektivität, Reliabilität und Validität die Qualität der Ergebnisse bestimmen, muss auch bei der Konzipierung eines Fragebogens auf diese Kriterien geachtet werden (Mayer, 2009, S.89). Vor diesem Hintergrund wird sich grundsätzlich bei der Erstellung des Fragebogens an dem standardisierten Fragebogenkatalog nach Zok (2010), der in Zusammenarbeit mit Experten der AOK entwickelt wurde, orientiert. Aus dessen Repertoire wurden Fragen und Antwortskalierungen entsprechend der Aufgabenstellung ausgewählt und meist ohne Veränderung übernommen, sodass ein eigenes jedoch qualitativ hochwertiges Messinstrument entsprechend der Gütekriterien entsteht. Im Folgenden werden inhaltlicher Aufbau und die Wahl der Fragen als auch Skalierungen genauer begründet.

1. Inhaltlicher Aufbau: Bevor die Mitarbeiter mit den Fragen konfrontiert werden, sorgt eine kurze Information über die Absicht des Fragenbogens und der Kodierung für Aufklärung/ Transparenz. Eine Kodierung ist notwendig, weil nur dadurch eine Zuordnung der Fragebögen bei einer wiederholten Befragung (Re-Test) möglich ist und um die Anonymität der Mitarbeiter zu gewährleisten. Anschließend folgen hauptsächlich Fragen zu zentralen Indikatoren von Gesundheit und Krankheit im Arbeitsalltag des betreffenden Unternehmens. Um den Fragebogen überschaubar zu halten und die Befragten nicht zu „erschlagen"/ demotivieren, werden insgesamt 20 Items mit möglichst hohem Informationsgewinn verwendet und folgende übergeordnete Kategorien gebildet: gesundheitliche Situation, arbeitsbedingte physikalische Gefährdungen und Umweltbedingungen, Belastungen in der Arbeitswelt bezüglich der Arbeitsorganisation, Belastungen in der Arbeitswelt hinsichtlich körperlicher und psychischer Art und Personendaten. Die meisten Items befinden sich in der Kategorie „Belastungen hinsichtlich physikalischer Gefährdungen und Umweltbedingungen", wo Arbeitsplatzverhältnisse abgefragt werden. Denn dadurch können arbeitsbedingte Gefährdungen und daraus möglich resultierende gesundheitliche Probleme gut erfasst werden. Zuletzt erfolgt eine kleine Danksagung für die Mitarbeit, um den Befragten ein positives Gefühl zu vermitteln.
2. Fragen und Skalierung: Die Formulierung der Einzelitems und die Skalierungen entsprechen exakt denen aus dem Fragebogen nach Zok (2010). Diese sind wissenschaftlich geprüft als auch festgelegt und gewährleisten somit eine Vergleichbarkeit und Qualität der Ergebnisse (Zok, 2010). Bei der Auswahl der ein-

zelnen Fragen wurde darauf geachtet, dass Fragen aus möglichst verschiedenen, aber für die Datenerhebung wichtigen Bereichen stammen, um möglichst alle Komponenten die gesundheitliche Gefährdungen/ Belastungen bergen, abzudecken. Die anfänglichen Fragen zum Gesundheitszustand (GS1-GS3) dienen zur Analyse des Ist-Zustandes, um sich ein Bild der Ausgangslage und der Dringlichkeit eines Handlungsbedarfs zu verschaffen. Außerdem wurden Items im Bereich körperlicher und psychischer Belastungen, sowie Belastungen bezüglich der Arbeitsorganisation abgefragt. Letzteres ist z. B. wichtig, da bei bestehenden Konflikten soziale Beziehungen am Arbeitsplatz leiden und bereits hier Wurzeln psychischer Belastungen liegen können (Kölbach & Zapf, 2008). In Bezug auf die Antwortmöglichkeiten muss sich der Befragte zwischen vorgegebenen Antwortmöglichkeiten entscheiden, d.h. es wurden geschlossene Fragen gestellt, weil diese Form die Auswertung erheblich erleichtert (vgl. Bortz & Döring, 1995, S.14). Die Antwortmöglichkeiten basieren auf mehrstufigen Ordinalskalen wie z. B. „immer", „häufig", „sehr gut", „gut", „schlecht" (Zok, 2010). Antwortvorgaben wie „ungefähr" oder „vielleicht" wurden bewusst nicht verwendet, um Interpretationsprobleme zu vermeiden. Bei den Antwortvorgaben in Bezug auf die Personendaten wurde die Skalierung jedoch unternehmensspezifisch angepasst. Aufgrund zu vieler verschiedener Ausprägungen (Alter der Befragten), was die Auswertung erschwert, erweist es sich als sinnvoll Gruppierungen hinsichtlich des Alters vorzunehmen. In dem vorliegenden Fragebogen ist die Altersspanne in zwei Gruppierungen geteilt (18 bis 34 und 35 bis 65), da eine genauere Differenzierung bei einer Gesamtanzahl von 52 Mitarbeitern die Anonymität einschränken würde. Auch die Skalierung der letzten Frage nach der Abteilung wurde unternehmensspezifisch abgewandelt. Insgesamt dient die Erfassung der Personenmerkmale dazu eine alters- und geschlechtsspezifische Auswertung zu vollziehen bzw. um Aussagen über Teilmengen treffen zu können. Bei PB4 wurde die Skalierung ebenfalls verändert, jedoch entsprechend einer mehrstufigen Ordinalskala. Im Fragebogenkatalog nach Zok (2010) existieren bei dieser Frage weitaus mehr Antwortvorgaben, jedoch sollen die Antwortmöglichkeiten überschaubar und ausreichend sein (Mayer, 2009). Deshalb wurde die Auswahl beim eigenen Fragebogen auf die zu vermutenden häufigsten Faktoren bezüglich der Angestellten des genannten Gesundheitszentrum „Xy" beschränkt.

2.3 Ziele

Übergeordnetes Ziel der Mitarbeiterbefragung ist es, spezifische Belastungen und gesundheitliche Probleme am Arbeitsplatz mittels eines Kurzfragebogens in dem betreffenden Unternehmen aufzudecken. Durch die Auswertung der Ergebnisse können Handlungsschwerpunkte für künftige Maßnahmen abgeleitet werden. Die Datenerhebung dient also als ein Diagnoseinstrument zu Identifikation von Schwächen aber auch Stärken innerhalb des Unternehmens, um durch darauf abgestimmte Maßnahmen, die Leistungsfähigkeit und Effizienz des Unternehmens zu steigern.

3 Auswertung Mitarbeiterbefragung

In der folgenden Dokumentation wird eine deskriptive Auswertung der erhobenen Daten dargestellt. Da für die Ableitung von Handlungsschwerpunkten in erster Linie die Verteilung der einzelnen Antwortmöglichkeiten von Bedeutung ist, bot es sich an prozentuale Häufigkeiten zu definieren und diese den sogenannten Lage- und Streuungsmaßen vorzuziehen. Die dargestellten Grafiken sind größtenteils selbsterklärend, daher erfolgt eine kategorisch zusammenfassende Beschreibung.

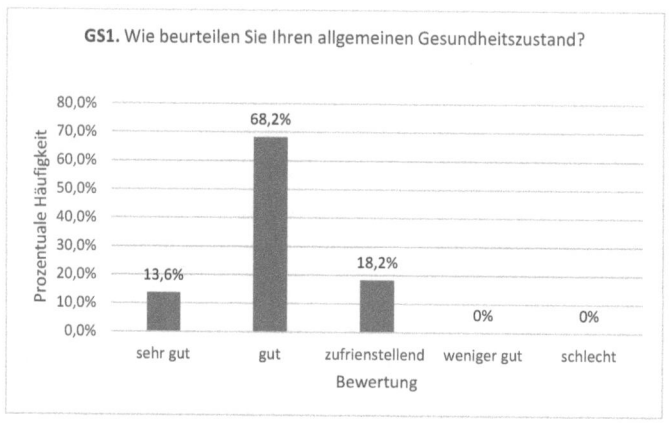

Abbildung 2: Prozentuale Verteilung GS1

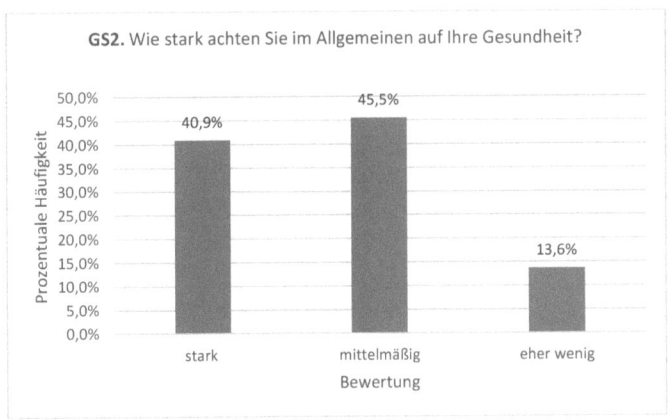

Abbildung 3: Prozentuale Verteilung GS2

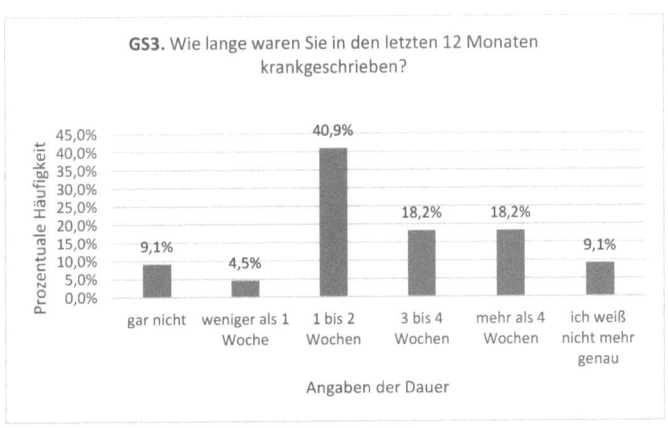

Abbildung 4: Prozentuale Verteilung GS3

Beschreibung gesundheitliche Situation:
Die Mehrheit der Befragten stufen ihren allgemeinen Gesundheitszustand mit 68,2 % gut ein (Abbildung 2), wobei 40,9 % angeben stark auf ihre Gesundheit zu achten und 45,5 % mittelmäßig (Abbildung 3). Konträr dazu ist der Anteil der Mitarbeiter, die in den letzten 12 Monaten ein bis zwei Wochen krankgeschrieben waren mit 40,9 % recht hoch. Auch die Anteile von jeweils 18,2 % der drei bis 4 Wochen und mehr als 4 Wochen krankgeschriebenen Mitarbeiter sind mit einem Gesamtanteil von 36,4 % enorm hoch (Abbildung 4). Der Anteil der Mitarbeiter die gar nicht oder weniger als eine Woche krankgeschrieben waren liegt zusammen bei 13,6 %, was verhältnismäßig sehr we-

nig ist. Hier wird deutlich, dass dringender Handlungsbedarf hinsichtlich der Mitarbeitergesundheit und der damit verbundenen Reduktion der Fehlzeiten besteht.

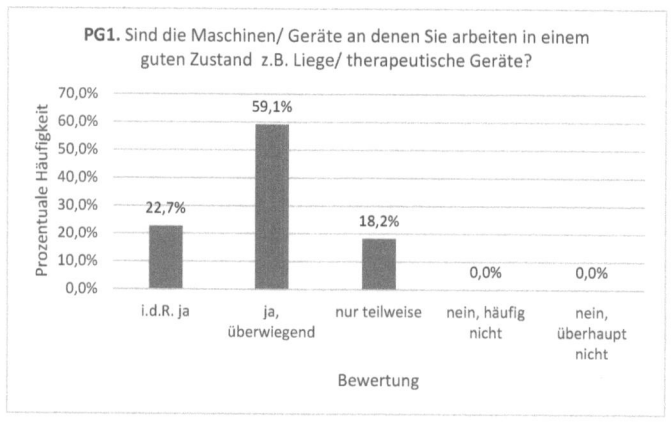

Abbildung 5: Prozentuale Verteilung PG1

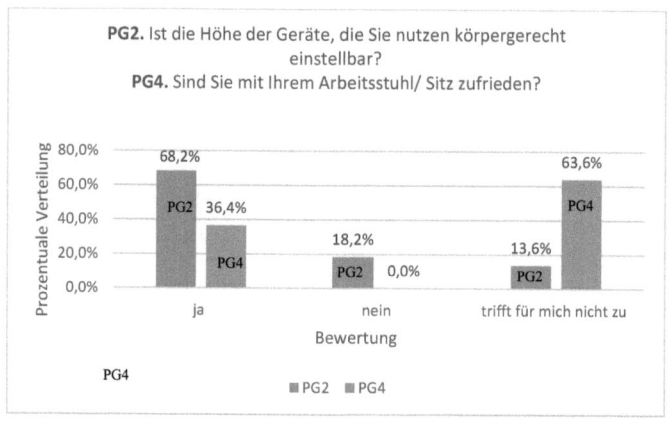

Abbildung 6: Prozentuale Verteilung PG2 & PG4

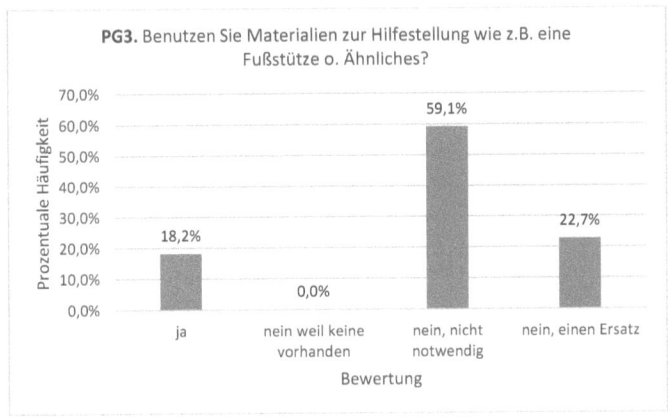

Abbildung 7: Prozentuale Verteilung PG3

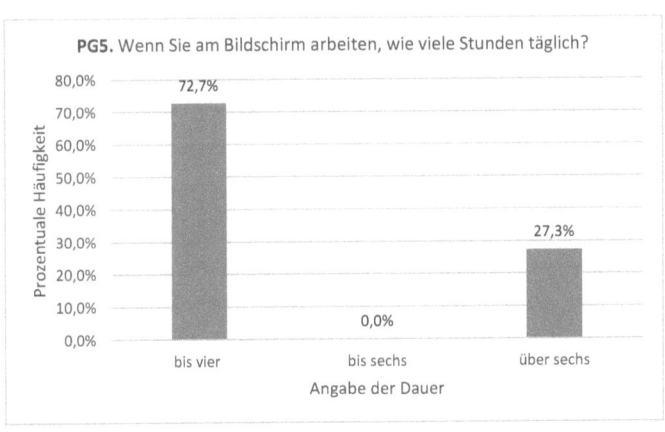

Abbildung 8: Prozentuale Verteilung PG5

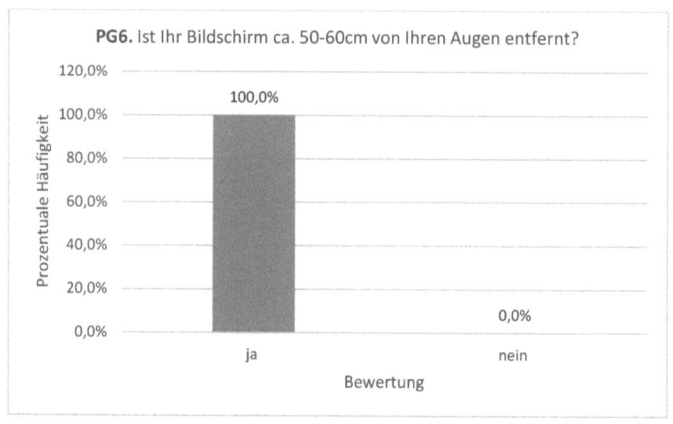

Abbildung 9: Prozentuale Verteilung PG6

Beschreibung arbeitsbedingte physikalische Gefährdungen und Umweltbedingungen:
Abbildung 5 und 6 zeigen, dass jeweils die Mehrheit der Befragten die Geräte als überwiegend in einem guten Zustand einstufen, und diese körpergerecht verstellbar sind. Zudem sind für die Mehrheit mit einem Anteil 59,1 % keine Hilfsmaterialien notwendig (Abbildung 8). Abbildung 9 zeigt, dass die eindeutige Mehrheit weniger als vier Stunden am Bildschirm arbeitet, während alle Betroffenen angeben, dass der Bildschirm 50-60 cm von den Augen entfernt ist (Abbildung 10). Es fällt auf, dass die physikalischen Gefährdungen und Umweltbedingungen insgesamt keinen großen negativen Einfluss auf die Gesundheit darstellen.

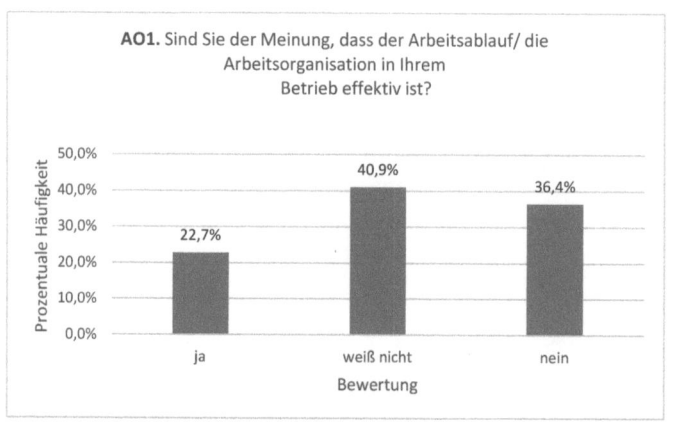

Abbildung 10: Prozentuale Verteilung AO1

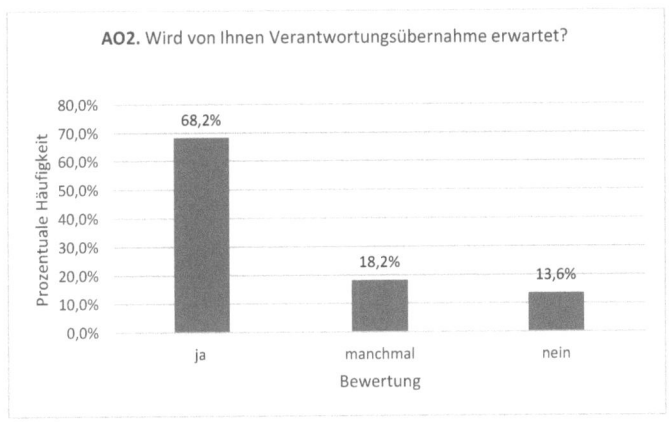

Abbildung 11: Prozentuale Verteilung AO2

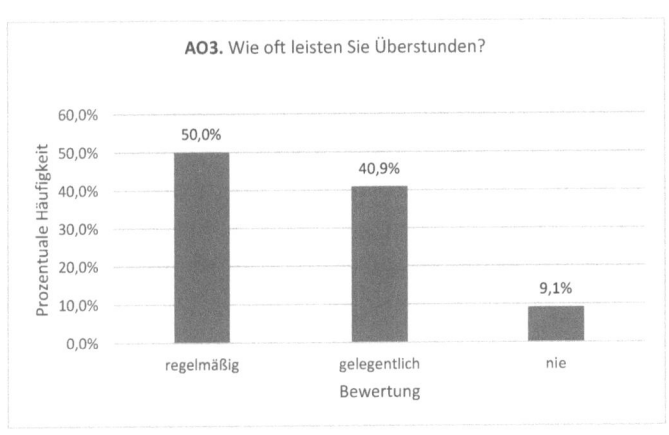

Abbildung 12: Prozentuale Verteilung AO3

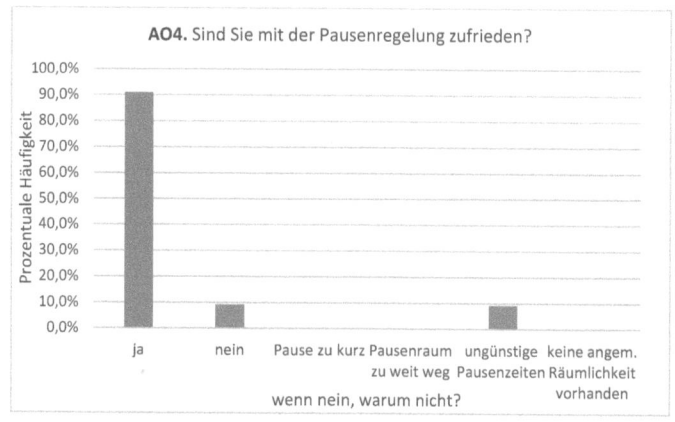

Abbildung 13: Prozentuale Verteilung AO4

Beschreibung Belastungen bezüglich der Arbeitsorganisation:
Abbildung 10 zeigt, dass mit einer Differenz von 13,7 % mehr Mitarbeiter unzufrieden sind, als zufrieden, wobei der Rest es „nicht weiß". Mit einem Gesamtanteil von 86,3 % der Befragten, die „ja" oder „manchmal" angaben, ist die Verantwortungsübernahme sehr hoch (Abbildung 11). In Abbildung 12 ist zu erkennen, dass die Hälfte aller Befragten regelmäßig, und 40,9 % gelegentlich Überstunden leisten. Zusammen ergibt dies einen erstaunlichen Anteil von 90,9 %. Weniger beträchtlich ist die Pausenregelung, da 90,9 % damit zufrieden sind (Abbildung 13).

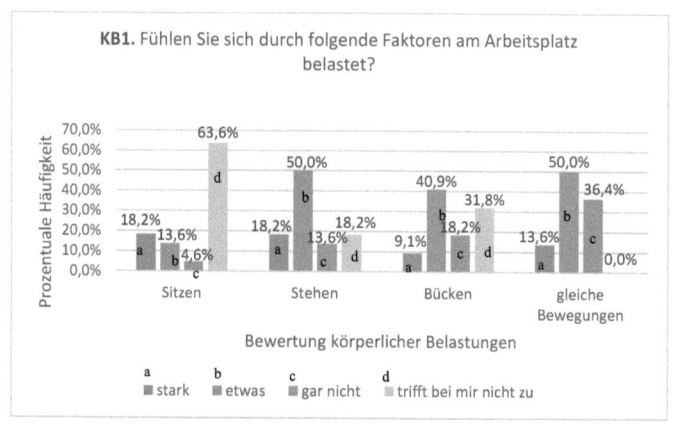

Abbildung 14: Prozentuale Verteilung KB1

Beschreibung Belastungen in der Arbeitswelt hinsichtlich körperlicher Belastungen:
In Abbildung 14 ist zu erkennen, dass der Faktor „ständiges Sitzen" auf die Mehrheit von 63,6 % nicht zutrifft. Die Hälfte der Befragten gibt „ständiges Stehen" als „etwas belastend" und 18,2 % als „stark belastend" an, was zusammen einen Anteil von 68,2 % ausmacht. Beim Faktor „Bücken" beträgt der Anteil von „stark" und „etwas" belastend zusammen 50% und bei dem Faktor „ununterbrochen gleiche Bewegungen" 63,6 %. Hier fällt aufs, dass sich die körperlichen Belastungen insgesamt in hohem Maße als belastend erweisen.

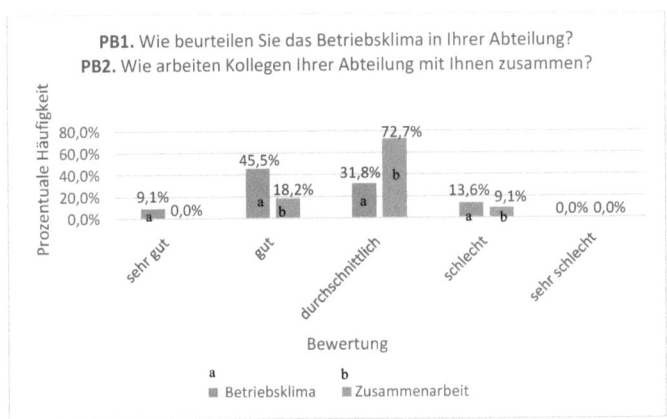

Abbildung 15: Prozentuale Verteilung PB1 & PB2

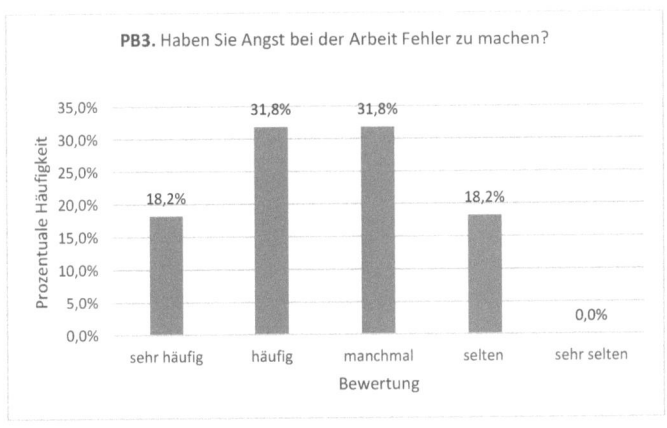

Abbildung 16: Prozentuale Verteilung PB3

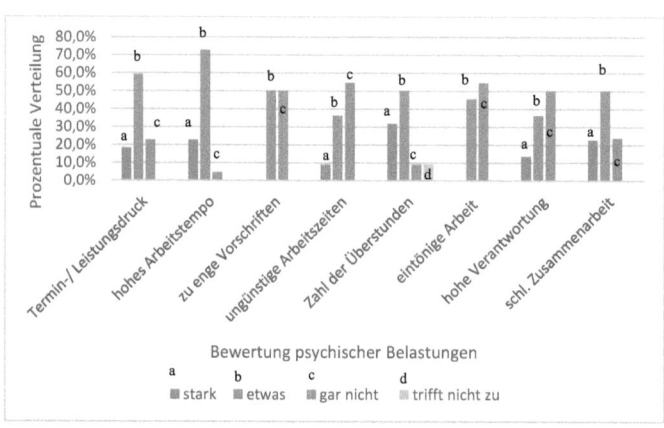

Abbildung 17: Prozentuale Verteilung PB4

Beschreibung Belastungen in der Arbeitswelt hinsichtlich psychischer Belastungen:
Abbildung 15 zeigt, dass das Betriebsklima als „sehr gut" und „gut" einen Anteil von 54,6 % ausmacht. Bei dem Faktor „Zusammenarbeit" beläuft sich dieser Anteil lediglich auf 18,2 %, wobei keiner der Befragten „sehr gut" angab. Die eindeutige Mehrheit stufte das Betriebsklima als „durchschnittlich" ein. Der Faktor „Angst bei der Arbeit Fehler" zu machen, wird als „häufig" und „manchmal" mit jeweils 31,8 % angegeben, wobei „sehr häufig" und „sehr selten" mit einem gleichen Anteil von 18,2 % sich gegenseitig aufheben (Abbildung 16). In Abbildung 17 ist zu erkennen, dass Termin-/ und Leistungsdruck und hohes Arbeitstempo von der Mehrheit als „etwas" belastend eingestuft werden. Die Summe der Anteile der Bewertungen „stark" und „etwas" liegt bei den genannten Faktoren, sowie der Anzahl der Überstunden, der hohen Verantwortung und schlechten Zusammenarbeit jeweils mindestens über 50 %. Die Zahl der Überstunden ist mit 31,8 % der „stark" belastende Faktor, gefolgt von den Faktoren „hohe Verantwortung" und „schlechte Zusammenarbeit" mit jeweils 22,7 %).

Abschließend gibt folgende Tabelle Aufschluss über die Alters-, Geschlecht-, und Abteilungsstruktur der Stichprobendaten:

Tabelle 1: Darstellung der Personendaten (PM1-PM3) in absoluter und relativer Häufigkeit

PM1. Geschlecht	Absolute Häufigkeit	Relative Häufigkeit in %
Männlich	9	40,9
Weiblich	13	59,1
PM2. Alter		
18 bis 34 Jahre	12	54,5
35 bis 65 Jahre	10	45,5
PM3. Abteilung		
Arztpraxis	4	18,2
Physiotherapie	8	36,4
Trainingsbetreuung	6	27,2
Verwaltung	4	18,2

Beschreibung Personendaten:

In Tabelle 1 ist zu erkennen, dass mehr als die Hälfte der befragten Mitarbeiter weiblich ist. Ihr Anteil beträgt 18,2 % mehr als der der männlichen Mitarbeiter. Bei der Altersstruktur ist der Anteil der jüngeren Mitarbeiter (18-34 J.) mit 9 % höher als der der 35- 65-Jährigen. Die Häufigkeitsverteilung bezüglich der Abteilung lässt vermuten, dass in der Arztpraxis und der Verwaltung mit jeweils 18,2 % weniger Mitarbeiter beschäftigt sind als in der Trainingsbetreuung und Physiotherapie.

4 Ableitung von Handlungsschwerpunkten

Anhand der Ergebnisse, die in Kapitel 3 mittels deskriptiver Statistik dargestellt wurden, lassen sich Handlungsschwerpunkte ableiten. Im Folgenden werden drei Schwerpunkte mit absteigender Priorisierung dargestellt, sowie dessen Auswahl begründet.

1. Gesamtes Feld psychischer Belastungen
2. Arbeitsorganisation bezüglich der Arbeitszeiten und der Zusammenarbeit
3. Körperliche Belastungen

Begründung:

In Abbildung 17 ist zu erkennen, dass eine deutliche Mehrheit der Befragten „Termin- oder Leistungsdruck", „hohes Arbeitstempo", sowie „die Anzahl der Überstunden" als Belastung ansieht. Alarmierend ist, dass die Hälfte der Befragten regelmäßig und 40,9

% gelegentlich Überstunden leistet, wie Abbildung 12 zeigt. Außerdem geben insgesamt mehr als 45,4 % an, ein nur „durchschnittliches" und „schlechtes" Arbeitsklima in ihrer Abteilung zu haben. Bei PB2 der Frage der Zusammenarbeit mit den Kollegen innerhalb einer Abteilung, fällt auf, dass 72,7 % der Befragten diese nur als „durchschnittlich" und 9,1 % als „schlecht" empfinden. Auch die Angst bei der Arbeit Fehler zu machen, spielt „häufig" und „manchmal" mit insgesamt 63,6 % eine bedeutende Rolle. Aus diesem Pool von Faktoren kann sehr leicht Unzufriedenheit entstehen, die in engem Zusammenhang mit psychischen Belastungen am Arbeitsplatz steht. Da die Anteile der genannten Faktoren sehr hoch sind und teils fast alle Mitarbeiter betreffen (Überstunden „regelmäßig" und „gelegentlich" insg. bei 90,9 %) wird auf eine abteilungsspezifische Auswertung verzichtet. Es lässt sich vermuten, dass die Summe psychischer Belastungen der Mitarbeiter in allen Abteilungen sehr groß ist, wodurch sie sich in einem erhöhten Stresslevel befinden. Ein solcher Zustand kann auf Dauer starke körperliche Einschränkungen wie Herz-Kreislauf-Erkrankungen, Erschöpfung, Burnout und Depressionen verursachen und gilt aus diesem Grund als gesundheitsgefährdend (Fries & Kirschbaum, 2009, S.114). Daher wird dem Handlungsschwerpunkt „psychische Belastungen" oberste Priorität beigemessen. Bei der Interventionsplanung sollen dann verschiedene Kurse zur Entspannung, sowie das Erlernen von Stressbewältigungsstrategien Anwendung finden.

An zweitwichtigster Stelle steht die Arbeitsorganisation bezüglich zu leistender Überstunden und der Zusammenarbeit innerhalb der einzelnen Abteilungen. Denn im Allgemeinen sind 36,4 % mit der Arbeitsorganisation bzw. dem Arbeitsablauf unzufrieden, (s. Abbildung 10). Außerdem ist der Anteil der Befragten die Überstunden leisten mit 90,9 %, wie bereits erwähnt, gravierend hoch. Zudem wurde die Anzahl der Überstunden mit 31,8 % als der am „stärksten belastende" Faktor eingestuft (s. Abbildung 17). Darüber hinaus beläuft sich der Anteil „durchschnittlich" und „schlecht" bewerteter Zusammenarbeit innerhalb der einzelnen Abteilungen zusammengerechnet auf 81,8 %. Daher wird ein deutlicher Handlungsbedarf notwendig. Denn hier können u. A. Ursachen psychischer Belastungen liegen. Aufgrund dessen und der im Voraus beschriebenen Auswirkungen permanent hohem Stresslevels soll den psychischen Belastungen durch den zweiten Handlungsschwerpunkt zusätzlich entgegengewirkt und der Entstehung neuer psychischer Belastungen vorgebeugt werden. Bei der Interventionsplanung können dann verhaltens- und verhältnisorientierte Maßnahmen in Betracht gezogen werden. Eine Kombination aus beidem erzielt die größte Wirkung (Walter et al., 2006, S.160).

An dritter Stelle steht der Schwerpunkt bezüglich körperlicher Belastungen. Wie anhand Abbildung 14 zu erkennen ist, gelten die Faktoren „ständiges Stehen" und „ununterbrochen gleiche Bewegungen" für die Mehrheit als belastend. Dabei stufen 18,2 % der Befragten ständiges Stehen als „sehr" belastend und 50 % als „etwas" belastend ein. Dies macht insgesamt einen Anteil von 68,2 % aus, der ständiges Stehen als „sehr" und „etwas" belastend ansieht. Auch der Anteil der Belastung durch gleiche Bewegungen mit insgesamt 63,6 %, wovon 13,6% als „sehr" belastend und 50% als „etwas" belastend gelten, weißt auf eindeutigen Handlungsbedarf hin. Der Anteil von „stark" und „etwas" belastender gebückter Haltung ist mit 50 % ebenfalls sehr hoch, da lediglich 18,2 %„gar nicht" ankreuzten und die restlichen 31,8 % aus Abteilungen stammen, die nicht von gebückter Haltung betroffen sind. Vom ständigen Sitzen sind zwar 63,3 % nicht betroffen, dennoch stufen 18,2 % Betroffenen diesen Faktor als „stark" belastend ein, sodass auch dieser nicht von geringer Bedeutung ist. Es wird deutlich, dass in allen Abteilungen Handlungsbedarf hinsichtlich körperlicher Belastungen besteht, wobei nach Abteilungen spezifiziert werden könnte. Darauf wird verzichtet, da die psychischen Belastungen im besagten Betrieb überwiegen und alle Abteilungen davon betroffen sind. Körperliche Belastungen sind gegenüber psychischen Belastungen einfacher zu identifizieren, wirken sich auf längere Dauer aber ebenfalls negativ auf die Gesundheit aus. Außerdem wird den körperlichen Belastungen mehr Relevanz als den arbeitsbedingten physikalischen Gefährdungen und Umweltbedingungen beigemessen, weil nach Auswertung der Fragen PG1-PG6, kein eindeutiger gesundheitsgefährdender Einfluss auf die Mitarbeiter zu erkennen ist (s. S.14). Ein weiterer Grund weshalb „körperliche Belastungen" an dritter Stelle stehen, liegt darin, dass im besagten Betrieb mehr Handlungsspielräume in Bezug auf die Arbeitsorganisation (z. B. Reduktion der Überstunden, Verbesserung der Zusammenarbeit) bestehen und es sich beispielsweise als schwierig erweist ununterbrochen gleiche Bewegungsabläufe und ständiges Stehen in der Tätigkeit von Physiotherapeuten und Trainern auszuschalten. Jedoch soll durch einige verhaltens- und verhältnisorientierte Maßnahmen körperlichen Belastungen und daraus entstehenden Gesundheitsproblemen entgegengewirkt werden.

5 Probleme der Feldforschung und des Datenschutzes

Bevor mögliche Probleme der Feldforschung und des Datenschutzes erläutert werden, wird zunächst einmal der Begriff „Feldforschung" kurz erklärt. Feldforschung meint die empirische Untersuchung von Phänomenen in ihrer natürlichen Umgebung. Dazu begibt sich der Versuchsleiter in das zu erforschende Feld ohne dabei bewussten Einfluss auszuüben. Dies stellt eine hohe externe Validität sicher, welche als ein Charakteristikum der Feldforschung gilt.

5.1 Probleme der Feldforschung bei Befragungen im BGM

Die schriftliche Befragung ist neben der mündlichen und telefonischen, die am häufigsten angewandte Methode der Datenerhebung in der Feldforschung. Auch im Rahmen des BGMs ist ihr Einsatz sehr gefragt. Dabei wird ein Fragebogen an die Teilnehmer ausgehändigt, den sie eigenständig ausfüllen und dem Versuchsleiter zukommen lassen sollen. Bei dieser Art der Datenerhebung besteht im Allgemeinen das Problem geringer Rücklaufquoten und den damit verbundenen Stichprobenausfällen. Dies meint, dass von den ausgeteilten Fragebögen ein geringer Anteil an den Versuchsleiter zurück kommt und unvollständige Fragebögen nicht mit in die Wertung einbezogen werden können. Beispielsweise äußerte sich dieses Problem auch bei der Befragung die im Rahmen dieser Hausarbeit durchgeführt wurde. Von 30 ausgeteilten Fragebögen, waren 22 auswertbar. Hierbei spielt mangelndes Interesse an der Befragung eine bedeutende Rolle. In Bezug auf die Vollständigkeit des Fragebogens können die Unverständlichkeit der Fragen oder Schamgefühle zu dem sogenannten Non-Response-Problem führen, sodass die Fragebögen unvollständig sind und nicht ausgewertet werden können. Dies kann sich im Rahmen des BGMs als besonders problematisch erweisen, wenn die Befragung in einem kleinen Unternehmen vollzogen wird und die Summer der auswertbaren Fragebögen sehr gering ausfällt, sodass die Ergebnisse nicht als repräsentativ anzusehen sind.

An diesem Punkt besteht ein weiteres Problem. Die Ergebnisse der Stichprobe lassen sich nicht auf die Grundgesamtheit verallgemeinern. Insbesondere bei Befragungen in Unternehmen mit kleiner Mitarbeiteranzahl kann dies eine bedeutende Rolle spielen. Denn bei der Verallgemeinerung einer Stichprobe auf die Grundgesamtheit tritt immer ein sogenannter Standardfehler auf, der besagt, dass immer eine gewisse Streuung der wahren Werte existiert. Diesen Standardfehler kann man durch eine Erhöhung der Teilnehmerzahl verringern, was jedoch bei Unternehmen mit kleiner Mitarbeiterzahl nicht möglich ist.

In diesem Zusammenhang steht auch das Problem einer fehlerhaften Stichprobenziehung. Denn für repräsentative Ergebnisse bedarf es auch einer repräsentativen Stichprobe. Dabei steht die Frage, wie die Stichprobenauswahl erfolgt im Vordergrund. Für die Datenerhebung sollte eine passende Methode zur Stichprobenziehung ausgewählt werden. Allerdings birgt dessen Durchführung einige Gefahren möglicher Fehler, die dem Untersuchungsleiter unterlaufen können. So kann eine fehlerhafte Stichprobenziehung, bedingt durch den Untersuchungsleiter, im Vorfeld der eigentlichen Datenerhebung enorme Verzerrungen der Ergebnisse verursachen. Ein Beispiel liefert die Befragung die im Rahmen dieser Hausarbeit durchgeführt wurde. Zwar konnten bei der einfachen Zufallsstichprobe alle Elemente der Grundgesamtheit mit der gleichen Wahrscheinlich gezogen werden, allerdings hätten durch die geschichteten Zufallsstichprobe gleiche Stichprobenumfänge bestimmt und die Repräsentativität der Stichprobenziehung erhöht werden können.

Zusammenfassend lässt sich festhalten, dass in der Feldforschung sogenannte Störvariablen zum Tragen, die unerwünschten Einfluss auf die Ergebnisse haben. Diese können durch den Untersuchungsleiter selbst, als auch durch die Befragten entstehen. Bei der im Rahmen dieser Hausarbeit durchgeführten Befragung zeigte sich die beschriebene Problematik in der Praxis sehr deutlich.

5.2 Probleme des Datenschutzes bei Befragungen

Im Rahmen des BGMs spielt die Gesundheit der Mitarbeiter eine zentrale Rolle. Daher sind Kennzahlen wie z. B. Arbeitsunfähigkeitstage, die Aufschluss über die aktuelle Situation im Unternehmen liefern, unabdingbar. Dafür werden personenbezogene Daten gesammelt und ausgewertet, was i. d. R. mittels eines Fragebogens geschieht. Der Umgang mit personenbezogenen Daten wird in der EU-DSGVO gesetzlich geregelt und trat am 25.05.2016 in Kraft. Es besteht ein einheitliches Datenschutzrecht in der gesamten EU, wodurch die Sachlage bezüglich der Datenerhebung in Form einer Befragung nicht vereinfacht wird.

Im Folgenden wird auf grundlegende Aspekte eingegangen:
Zunächst einmal müssen die Daten entsprechend dem Schutz des Persönlichkeitsrechts des Befragten anonymisiert werden. Dies sollte durch eine Kodierung der Adressaten erfolgen, sodass keine Rückschlüsse gezogen werden können, wer welchen Fragebogen

ausgefüllt hat. Dadurch wird allerdings die Auswertung der Ergebnisse etwas eingeschränkt und verliert somit an Qualität. Im Kontext des BGMs ist dies nur bedingt kritisch zu betrachten, da es in erster Linie um die Mitarbeiter im gesamten Betrieb, nach Bereichen klassifiziert, und nicht um den Einzelnen geht. Allerdings gewinnt das Problem besonders dann an Relevanz, wenn das Unternehmen eine derart geringe Anzahl an Mitarbeitern hat, oder die Geschlechterverteilung in den einzelnen Bereichen so ist, dass bei den Antwortangaben, trotz Kodierung erkennbar ist, welcher Mitarbeiter Fragebogen „A" ausgefüllt hat. Außerdem muss in jedem Unternehmen, das personenbezogene Erhebungen durchführt, ein Datenschutzbeauftragter ernannt oder bestimmt werden. Ferner darf die Erhebung von personenbezogenen Daten besonderer Art (damit sind u. A. Daten zur Gesundheit gemeint) nach §3 Abs. 9 nur dann erfolgen, wenn sie zum Zweck der Gesundheitsvorsorge, Verwaltung der Gesundheitsdienste oder Ähnlichem dient. Zusätzlich muss Jeder, der bei der Erhebung und Auswertung der Daten beteiligt ist, ein Geheimhaltungsformular unterschreiben. Als wäre dies nicht ohnehin mit genügend Aufwand verbunden, darf die Erhebung und Verarbeitung nach neuem Beschluss nur mit einer eindeutigen Einwilligung des Befragten erfolgen, der sogenannten Datenschutzerklärung. Diese fällt allerdings länger und ausführlicher als bisher aus, da die Informationen präziser, transparenter, verständlicher und in einer leicht zugänglichen Form in einer klaren und einfachen Sprache vermittelt werden müssen (Arldt & Nölte, o. J).

In der Praxis bedeutet dies einen Mehraufwand und ein Risiko für mehr Unvollständigkeit, da Fragebögen ohne zugehörige Datenschutzerklärung nicht brauchbar sind. Dieser Mehraufwand äußert sich in der Praxis höher als er klingt. Diese Erfahrung wurde bei der im Rahmen dieser Arbeit durchgeführten Befragung gemacht. Zu den Fragebögen mussten jeweils zwei zusätzliche Dokumente ausgedruckt und an jeden Teilnehmer ausgeteilt werden. Diese mussten wiederum aufgeklärt werden, wozu dies dient etc. Abgesehen von der unendlichen Bürokratie, sorgte die Sortierung und nicht für jeden zugängliche Archivierung der Dokumente für zusätzlichen Zeitaufwand. Das Problem geringer Rücklaufquoten wurde verstärkt, da bei Fragebögen teils die zugehörige Datenschutzerklärung fehlte oder von den Befragten vergessen wurde auszufüllen.

6 Literaturverzeichnis

Arlt, A. & Nölte, A. (Händlerbund e. V., Hrsg.). (o. J.). *DSGVO (Datenschutzgrundverordnung) Datenschutzänderungen ab dem 25. Mai 2018. Einheitliches Datenschutzrecht in der EU*. Zugriff am 26.08.2018. Verfügbar unter https://www.haendlerbund.de/de/leistungen/rechtssicherheit/agb-service/datenschutzgrundverordnung

Brotz, J. & Döring, N. (1995). *Forschungsmethoden und Evaluation für Sozialwissenschaftler*. Berlin: Springer.

Fries, E. & Kirschbaum, C. (2009). Chronischer Stress und stressbezogene Erkrankungen. In Beckmann, J. & Wippert, P. (Hrsg.). *Stress- und Schmerzursachen verstehen. Gesundheitspsychologie und –soziologie in Prävention und Rehabilitation*. Stuttgart: Thieme.

Köhlbach, M. & Zapf, D. (2008). *Psychische Belastungen in der Arbeitswelt. Von Stress, Mobbing, Angst bis Burnout*. Mainz: TBS GmbH Rheinland-Pfalz.

Mayer, H. O. (2009). *Interview und schriftliche Befragung. Entwicklung, Durchführung und Auswertung* (5., überarb. Aufl.). München: Oldenbourg.

Walter, U., Plaumann, M., Busse, A. & Klippel, U. (2006). *Prävention von Stress am Arbeitsplatz: Ergebnisse einer systematischen Literaturrecherche*. In Käufmännische Krankenkasse (KHK). Weißbuch Prävention 2005/2006. Stress? Ursachen, Erklärungsmodelle und präventive Ansätze. Heidelberg: Springer.

Zok, K. (2010). *Gesundheitliche Beschwerden und Belastungen am Arbeitsplatz. Ergebnisse aus Beschäftigtenbefragungen* (WidO-Reihe). Berlin: KomPart-Verl.-Ges.

7 Abbildungs- und Tabellenverzeichnis

7.1 Abbildungsverzeichnis

Abbildung 1: Fragebogen zur Erfassung spezifischer Belastungen im Betrieb „XY" 7
Abbildung 2: Prozentuale Verteilung GS1 10
Abbildung 3: Prozentuale Verteilung GS2 11
Abbildung 4: Prozentuale Verteilung GS3 11
Abbildung 5: Prozentuale Verteilung PG1 12
Abbildung 6: Prozentuale Verteilung PG2 & PG4 12
Abbildung 7: Prozentuale Verteilung PG3 13
Abbildung 8: Prozentuale Verteilung PG5 13
Abbildung 9: Prozentuale Verteilung PG6 14
Abbildung 10: Prozentuale Verteilung AO1 14
Abbildung 11: Prozentuale Verteilung AO2 15
Abbildung 12: Prozentuale Verteilung AO3 15
Abbildung 13: Prozentuale Verteilung AO4 16
Abbildung 14: Prozentuale Verteilung KB1 16
Abbildung 15: Prozentuale Verteilung PB1 & PB2 17
Abbildung 16: Prozentuale Verteilung PB3 17
Abbildung 17: Prozentuale Verteilung PB4 18

7.2 Tabellenverzeichnis

Tabelle 1: Darstellung der Personendaten (PM1-PM3) in absoluter und relativer Häufigkeit 19

BEI GRIN MACHT SICH IHR WISSEN BEZAHLT

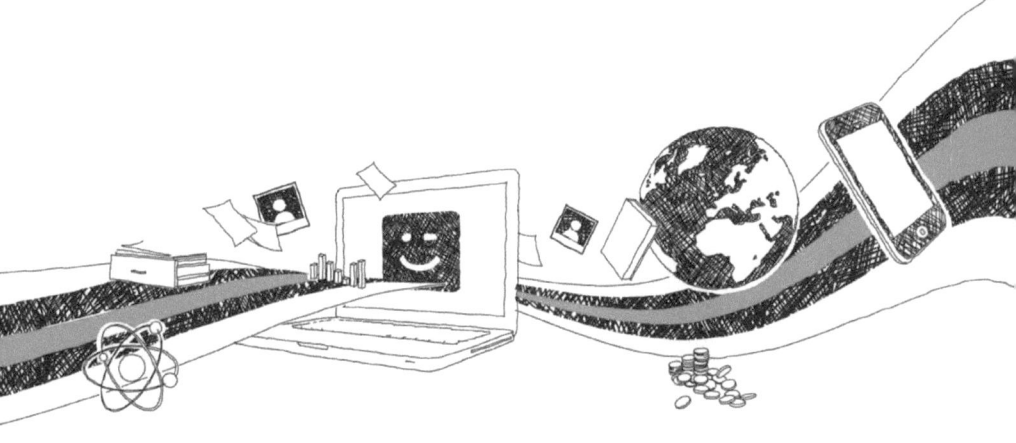

- Wir veröffentlichen Ihre Hausarbeit, Bachelor- und Masterarbeit

- Ihr eigenes eBook und Buch - weltweit in allen wichtigen Shops

- Verdienen Sie an jedem Verkauf

Jetzt bei www.GRIN.com hochladen und kostenlos publizieren

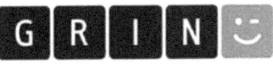